Sommaire

Qu'est-ce que la toxémie ?

La toxémie représente l'intoxication des cellules de l'organisme. D'où peut provenir cette intoxication ?

Les aliments végétaux ou animaux que nous consommons sont majoritairement produits en utilisant des produits chimiques de synthèse, ce qui les fragilise. Ils sont alors «traités» par d'autres produits chimiques auxquels s'ajoutent des additifs alimentaires (colorants, produits organoleptiques, solvants, etc.)

Tous ces corps étrangers, non souhaitables dans l'alimentation, viennent intoxiquer nos cellules. C'est une toxémie qui vient de l'extérieur; nous l'appelons *toxémie exogène*.

Notre organisme est une grande usine de transformation des aliments que nous absorbons.

Par exemple les sucres sont utilisés dans les cellules pour produire de la chaleur et de l'énergie.

Après utilisation, il en résulte des déchets: dans ce cas, du dioxyde de carbone (ou gaz carbonique) et de l'eau qui seront véhiculés par le sang jusqu'aux poumons et rejetés dans l'atmosphère.

Ainsi tous les déchets résultant de la vie courante de notre organisme viennent aussi – naturellement – intoxiquer nos cellules. C'est la toxémie en provenance de l'intérieur: la *toxémie endogène.*

Quoi que nous fassions, notre organisme est donc obligatoirement empoisonné; même si nous faisons attention pour réduire au minimum la toxémie exogène.

Mais la nature nous a pourvus d'organes efficaces pour faire face à cette intoxication interne permanente de notre organisme. Ce sont les organes excréteurs, dont les principaux sont le foie, les reins, les poumons, la peau, les intestins. Cependant, toute partie de l'organisme peut devenir, provisoirement, un organe-relais de détoxination.

Habituellement, la détoxination organique s'effectue correctement. Notre énergie vitale est suffisante, nos organes excréteurs en état satisfaisant: c'est l'état de bonne santé.

Mais la vie ne se déroule pas toujours d'une manière aussi adéquate. L'alimentation est parfois déséquilibrée, composée d'aliments de moins bonne qualité. Différents stress professionnels, affectifs, sociaux... viennent nous agresser, consommant inutilement une part importante de notre énergie vitale.

Si celle-ci vient à devenir insuffisante, les grandes fonctions de l'organisme en pâtiront et principalement la *fonction d'élimination des toxines.*

La toxémie s'accroît jusqu'à dépasser, parfois, le *seuil de tolérance toxinique* que chacun de nous possède.

Lorsque ce seuil est franchi, on observe le déclenchement d'une alarme générale dans l'organisme sous l'apparence d'un symptôme de *maladie.*

La maladie apparaît ainsi comme une *élimination-relais* de l'excédent de toxémie accumulé dans l'organisme.

Cependant, bien avant que le tocsin-maladie ne soit sonné, de nombreux *signes avertisseurs* nous sont donnés. Signes que nous ne savons pas ou ne voulons pas interpréter.

Voici la description succincte de quelques signes de toxémie, tels que nous les relevons lorsque nous recevons un patient en bilan de santé.

La **température** est voisine de 37° C en situation normale. Si elle s'élève, l'organisme accélère son élimination toxinique. Il faut comprendre que la fièvre est un processus de détoxination accrue. Des précautions sont à prendre pour éviter la répétition des situations de fièvre. Plus couramment des sensations de froid, ressenties notamment aux pieds, mains et nez, indiquent une insuffisance énergétique, donc une toxémie trop élevée.

La **sueur** représente une évacuation normale de déchets organiques, effectuée par les *glandes sudoripares* de la peau. Cette activité est principalement importante lorsque la température ambiante dépasse les 26° C. Elle se concentre alors sur des zones telles que le front, le thorax, principalement.

Mais lorsque la sueur apparaît excessivement – en température de 20° C ou moins – sur les mains ou les pieds, sous les aisselles, cela signifie que la toxémie corporelle est excessive.

Les **urines** sont normalement claires et d'odeur neutre en journée, un peu plus foncées le matin du fait du jeûne subi par l'organisme durant la nuit.

Mais si les urines sont constamment foncées et malodorantes, elles signalent une toxémie élevée.

L'**haleine** doit normalement être fraîche et sans odeur. Lorsqu'elle devient odorante, parfois fétide, elle renseigne sur des éliminations toxiniques accélérées soit au niveau pulmonaire, soit au niveau digestif.

Les odeurs pulmonaires sont aigrelettes, les odeurs digestives sont plus malodorantes.

La **langue** doit être normalement rose. Si elle se colore en blanc, parfois pire en roux, elle représente un effort d'élimination toxinique du tube digestif notamment au niveau intestinal.

Cette coloration est alors accompagnée d'une sensation de bouche pâteuse.

Le **mucus** émis par les bronches est pratiquement inexistant chez une personne à santé normale. Lorsque ce mucus est expectoré abondamment, cela représente une élimination-relais toxinique, accélérée par l'intermédiaire des bronches.

L'**appétit**, c'est-à-dire la demande de nourriture, doit être régulier et sans excès.
Le manque d'appétit révèle une toxémie excessive et une tendance naturelle de l'organisme pour aller vers une cure de régénération.

L'excès d'appétit indique également une toxémie élevée et une tendance cette fois au blocage de son élimination.

Le **poids** représente un baromètre de la santé. Hormis chez les bébés, enfants et adolescents où il est normalement croissant, le poids est généralement stable chez l'adulte.

Une perte de poids sévère indique une forte élimination toxinique qui interpelle sur les raisons de l'accumulation d'une aussi importante toxémie.

Une surcharge pondérale provient souvent d'un excès de stress et d'une tentative de l'organisme pour trouver des compensations. Elle engendre un excès de toxémie qui peut s'avérer dangereux.

Les **selles** sont normalement moulées et généralement inodores.

La constipation reflète une insuffisance énergétique liée à une toxémie trop élevée. Il faut comprendre ce message qui indique qu'il faut cesser de forcer l'usage du gros intestin, pour procéder à une détoxination efficace et à une revitalisation énergétique de l'organisme. La diarrhée indique, elle, une évacuation toxinique accélérée. Il faut reposer d'urgence l'appareil digestif.

Le **pouls** qui représente les pulsations cardiaques est normalement régulier et situé entre soixante et soixante-dix pulsations/minute.

Une accélération du pouls indique une tentative de l'organisme pour éliminer une toxémie trop élevée. Il faut comprendre ce message et prévoir une détoxination appropriée de l'organisme.

Les organes des sens

- La *vue* est normale, claire et constante. Une perte d'acuité correspond à l'existence d'une toxémie élevée. Il est urgent de détoxiner sinon la perte pourra devenir définitive. Une coloration jaune de la **sclérotique** (blanc des yeux) indique un foie paresseux. L'apparition des vaisseaux sanguins, en abondance, indique que les reins sont fatigués. Il y a urgence à détoxiner et régénérer ces organes.
- L'*ouïe* est également sensible à un excès de toxémie, de même que l'*odorat* ou le *goût*. Si le *toucher* devient malhabile, c'est que la situation est déjà grave. Il y a urgence à détoxiner.

Les **ganglions** existent normalement dans le corps, particulièrement aux aisselles et à l'aine. Habituellement non perceptibles, l'apparition d'une douleur à la pression sur ces ganglions révèle l'existence d'une toxémie importante qu'il faudra faire régresser.

La **douleur** est généralement absente en marche normale de l'organisme. Son apparition représente un avertissement que la toxémie a dépassé le seuil de tolérance de l'organisme et qu'il y a nécessité de détoxiner en urgence.

En conclusion de la présentation des ces signes toxémiques, nous dirons que l'accumulation de plusieurs d'entre eux représente un cas de force majeure pour entreprendre une détoxination.

Nous allons maintenant vous présenter la manière de procéder à une telle purification de l'organisme.

La toxémie provient de substances déchets dans les cellules de l'organisme. En concentration excessive elle est la cause fondamentale de l'apparition des symptômes de maladie.

La détoxination par paliers

Le principe des paliers alimentaires

Une fois la toxémie excessive identifiée et le désir de détoxiner bien ancré dans la tête, reste à connaître la méthode de détoxination qui apportera les meilleurs résultats.

Nous allons vous présenter maintenant la méthode de détoxination par paliers que nous avons créée dans notre Centre de cure Nature et Vie, depuis plus de trente ans. C'est dire si cette méthode de détoxination a été suivie par des milliers de personnes; ce qui garantit les conclusions que nous allons vous exposer.

L'alimentation a pour objectifs de nous assurer des forces suffisantes et un poids satisfaisant. Il existe donc toujours un *équilibre entre la ration alimentaire et l'aspect pondéral.*

Ainsi, la suralimentation entraîne généralement un excès de poids, et la sous-alimentation l'effet inverse. Tout ceci en tenant compte de l'hérédité de chacun.

Donc le premier principe à connaître est l'existence d'un équilibre entre ration alimentaire et aspect pondéral.

Lorsque nous diminuons le régime alimentaire, la première conséquence est un allégement de la digestion du repas consommé.

L'énergie vitale non utilisée pour digérer est généralement affectée à la fonction d'élimination des toxines.

Celles-ci sont donc rejetées d'une manière plus efficace. Ces rejets toxiniques provoquent une perte de poids.

Dans le nouveau régime alimentaire restreint, on observera ainsi une perte de poids quotidiennement. Mais lorsqu'une part importante de toxines aura été évacuée dans ce premier régime restrictif, on aboutira au bout de quelques jours, habituellement, à une stagnation du poids. C'est ce nouvel équilibre ration alimentaire réduite, et nouveau poids stable que nous appelons un *palier alimentaire.*

En pratique, on procède alors à une nouvelle restriction alimentaire qui aboutira au bout de quelques jours à un nouvel équilibre pondéral. Puis on restreint à nouveau l'alimentation jusqu'au stade des liquides que nous conserverons toujours. Nous sommes opposé au jeûne sec qui risque d'endommager les reins si l'organisme, pour diverses raisons, ne restitue pas suffisamment d'eau, à partir de ses tissus, pour satisfaire le filtre rénal.

Voici donc établie la base de la détoxination par paliers.

Lorsque nous avons commencé à conduire des cures de détoxination, il y a une trentaine d'années, nous procédions comme tous les autres directeurs de cure. Nous proposions une réduction alimentaire estimée raisonnable intellectuellement, puis on jeûnait. Tout le monde disait: «Ce sont les trois premiers jours les plus difficiles». Forcément, l'accélération de l'élimination était trop vive et cela se traduisait par la survenue de symptômes souvent violents (céphalées, nausées, douleurs aux reins, etc.)

La douleur était parfois difficilement soutenable, mais ce n'était pas le pire. En effet, au cours de l'intense élimination qui s'installait, les organes excréteurs (foie, reins, poumons, peau) étaient sollicités excessivement, parfois au-delà de leurs réelles possibilités. C'est dans ces situations paroxysmales que pouvaient se produire des incidents – voire des accidents – que heureusement nous n'avons pas eu à observer.

Cette violence dans l'élimination apparaît essentiellement chez les personnes très toxémiques. Or, ce sont elles qui doivent être les plus protégées.

Avec la méthode des paliers alimentaires, il en va tout autrement. Chaque restriction favorise raisonnablement une élimination convenable. C'est le corps qui décrète du nombre de jours nécessaires pour établir le fameux palier. Et il mène bien son affaire. On descend ainsi d'équilibre alimentaire en équilibre alimentaire, en douceur, jusqu'à la détoxination finale.

Ce fut une révolution dans la manière de détoxiner, plus aucun de nos nombreux stagiaires ne voulut procéder désormais autrement. Et c'est toujours selon ces principes de bon sens et de sécurité que nous procédons actuellement.

La pratique de la détoxination par paliers

Les régimes de détoxination

Maintenant que nous vous avons exposé le principe de la détoxination par paliers, nous allons vous décrire concrètement sa pratique.

Les régimes de détoxination que nous préconisons sont hygiénistes. Ils tiennent compte de la spécificité des aliments humains, de l'équilibre des rations alimentaires et des compatibilités alimentaires. Toutes ces données sont développées dans un autre ouvrage[1], nous y renvoyons nos lecteurs pour de plus amples informations et justifications. Ici même, nous ne ferons donc que décrire ces régimes.

Le premier régime de détoxination utilisé est le *régime associé* (R.A.). Il n'assemble que des aliments en associations alimentaires favorables et respecte également les temps de digestion.

Voici sa composition journalière:

- *Petit déjeuner* (entre 7 et 9 heures): fruits frais uniquement.

[1] *Equilibrez votre poids*, Ed. Jouvence, Collection Pratiques Jouvence, 1994.

- *Déjeuner* (entre 11 et 13 heures): crudités tendres formant une salade de légumes, un glucide complexe (céréales ou pommes de terre), un lipide concentré (huile ou beurre)
- *Dîner* (entre 18 et 20 heures): légumes très peu cuits (que nous appelons cuidités ou décrudits), un protide (fromage, œufs ou noix).

Quels apports caloriques ce régime associé est-il susceptible de nous apporter ?

D'après les normes de la diététique officielle, sur le plan calorique, la ration d'un homme sédentaire devrait lui apporter 2450 Kcal (kilocalories), par jour.

En utilisant la description précédente du repas associé cela représenterait :

- *Matin:* 800 g de fruits frais
- *Midi:* 600 g de crudités
200 g de céréales
50 g d'huile ou de beurre
- *Soir:* 800 g de légumes cuits
120 g de fromage ou équiv. protéine

Nous voyons que ces quantités sont importantes et que la plupart des hygiénistes se contentent

Illustration 1 : Menus hebdomadaires (Régimes associés)

Jour	Matin	Midi	Soir
Lundi	Fruits frais doux (de saison)	– Crudités – Pâtes complètes – Huile ou beurre	– Cuidités – Fromage blanc ou noix ou noisettes ou amandes
Mardi	Fruits frais mi-acides	– Crudités – Pommes de terre (à l'eau) ou châtaignes – Huile ou beurre	– Cuidités – Yaourt ou fromage blanc ou œufs
Mercredi	Fruits frais doux	– Crudités – Couscous ou pain – Huile ou beurre	– Cuidités – Lait caillé frais ou fromage blanc
Jeudi	Fruits frais acides	– Crudités – Pommes de terre (au four) – Huile ou beurre	– Cuidités – Fromage pâte cuite ou yaourt
Vendredi	Fruits frais doux	– Crudités – Riz ou millet – Huile ou 1/2 avocat ou beurre	– Cuidités – Œufs ou fromage blanc
Samedi	Fruits frais mi-acides	– Crudités – Pommes de terre (à l'eau) ou châtaignes – Beurre ou huile	– Cuidités – Fromage blanc ou yaourt ou noix
Dimanche	Fruits frais doux	– Crudités – Pommes de terre (à l'eau ou au four) ou tarte aux légumes ou pain complet – Beurre ou huile	– Cuidités – Fromage blanc ou lait caillé frais

de quantités moindres en se portant parfaitement. Le choix des quantités sera donc personnel et nécessairement adapté à chaque cas.

Observons que ces repas sont suffisamment riches en apports aqueux pour satisfaire nos besoins hydriques.

Selon la soif, il est cependant préférable de boire en dehors des repas pour éviter de diluer excessivement les sucs digestifs. Les jus de fruits sont une nourriture: ils sont à consommer en dehors des repas.

Le second régime de détoxination utilisé est le *régime d'élimination cellulosique* (R.C). Il dérive du régime associé en lui retirant successivement ou globalement ses composants concentrés.

Il demeurera donc, si le retrait est global, les légumes et fruits frais qui sont consommés entiers pour conserver la cellulose.

Dans la réalité de la régression alimentaire, ces retraits des composants concentrés sont progressifs. Les lipides (matières grasses) sont retirés en premier. Le R.A. se transforme alors en *régime cellulosique plus glucide* (sucre) *et protéine* (laitage) soit: (R.c. G.P.) puis le glucide concentré (céréale ou pommes de terre) est retiré et le régime devient alors *régime cellulosique plus protéine* (R.c.P). Enfin le protide concentré est retranché et on aboutit alors au *régime cellulosique intégral* (R.C).

Exemple de menu cellulosique avec protéines :

- *Matin: fruits* pommes
- *Midi: crudités* laitue, céleris, carottes
- *Soir: cuidités* poireaux, choux, 90 g de fromage

Naturellement, les ingrédients des repas peuvent varier d'un jour à l'autre selon le goût de chacun. La valeur calorique de menus restrictifs s'évalue à 1 500 Kcal/jour

Les apports en nutriments sont alors principalement constitués de sels minéraux, vitamines, de sucres simples peu concentrés et de très faibles quantités de lipides et de protides.

Le R.C. est habituellement utilisé à la suite d'un régime associé pour favoriser l'élimination toxinique d'une manière graduelle.

L'existence de la cellulose favorise généralement le transit intestinal.

Exemple de menu cellulosique:

- *Matin: fruits* oranges
- *Midi: crudités* scaroles, carottes, radis
- *Soir: cuidités* chou-fleur, rutabaga, céleri

On peut aussi varier les composants de ce repas simplifié, selon ses propres goûts.

La valeur calorique du repas cellulosique se situe vers les 900 Kcal/jour

Enfin le troisième régime de détoxination proposé est le *régime d'élimination non cellulosique* (R.n.c.). Il provient du régime précédent en lui soustrayant la cellulose; légumes et fruits sont alors consommés sous forme de jus. Le retrait de la cellulose accélère le processus d'élimination toxinique. Plus la dilution des jus est importante, plus cette élimination s'accentue.

Cependant le transit intestinal subsiste, sans que l'on provoque un excès d'encombrement de l'intestin grêle. De ce fait, cette pratique permet d'éviter l'usage des purgatifs ou laxatifs. Il se produit un vidage naturel des intestins.

Le R.n.c. est utilisé à la suite du R.C. pour favoriser l'élimination graduelle de la toxémie.

Illustration 2 :
Recommandations sur le régime non cellulosique

Nous conseillons de faire le jus avec la quantité de fruits ou de légumes que l'on mangerait entiers.

- ½ verre de jus de carottes coupé d'eau.
- ½ verre de jus de carottes et betteraves, coupé d'eau.
- ½ verre de jus de tomates coupé d'eau.
- ½ verre de jus de tomates et concombres, coupé d'eau.
- 1 jus de pommes coupé d'eau.
- 1 jus de poires coupé d'eau.
- 1 jus d'oranges coupé d'eau.

Pratiquement on utilise une centrifugeuse ou on opère par succion pour retirer le jus des fruits tendres. Toutefois, il ne faut utiliser pour préparer ses jus, que la quantité de fruits ou de légumes que l'on pourrait manger entiers.

La valeur calorique du régime non cellulosique, compte tenu des dilutions, peut régresser jusqu'à 300 Kcal/jour.

La conduite de la cure de détoxination

Pour conduire la cure de détoxination, il est nécessaire d'effectuer certains repérages quotidiennement.

En premier lieu, noter le *poids du matin.* C'est une observation primordiale pour l'identification des paliers. Une perte de poids supérieure à trois cents grammes est significative.

Ensuite, procéder à la mesure du *pouls* en comptant le nombre de pulsations cardiaques par minute.

Faire cette mesure le matin au repos. Lorsque le pouls s'accroît, il est préférable de ne pas changer de régime alimentaire, même en palier, l'élimination toxinique étant accélérée. Attendre un ralentissement du pouls pour réduire l'alimentation.

On note également l'*existence ou l'absence de selles.* L'absence signifie que l'élimination toxinique s'est renforcée.

C'est la situation la plus fréquente en cours de cure. Elle est normale, les selles reviendront lors de la reprise alimentaire. L'intestin sert d'organe évacuateur, mais sa fonction digestive est momentanément arrêtée.

Les selles ont des significations diverses. Une selle moulée et inodore représente la terminaison d'un transit intestinal normal.

Une selle liquide et putride correspond à une évacuation forcée.

Noter ensuite la *quantité d'urine* et son aspect. Une urine épaisse indique une forte élimination. De même pour celle qui est colorée et malodorante.

L'aspect de la langue est significatif. La langue chargée renseigne sur une forte élimination. A l'issue du processus de détoxination, elle redevient propre et rose.

Une *haleine fétide* indique une importante élimination. Elle redevient fraîche en fin de processus de détoxination.

Un *sommeil difficile* correspond à un important travail d'élimination. Il se normalisera en fin de cure.

La *sensation de perte de force* signifie que l'élimination s'intensifie. La force revient lors de la reprise alimentaire.

Nous proposons également de noter les *différents régimes alimentaires adoptés* à la suite de l'apparition des paliers successifs.

Illustration 3:

Nom ______________________________ Prénom ______________

____

Adresse ______________________________________

____

____

____

Motif de la cure ______________________________

____

____

Dates	Pouls	Poids	Selles	Aspect	Urine	Aspect	Langue	Haleine	Som.	Forces

Age ______________________ Taille ______________________

Poids normal hygièniste ______________________________________

Poids de départ ______

Poids de sécurité supérieur ______ Poids de sécurité inférieur ______

Rég.	Matin	Midi	Soir	Médic.	Période menstr..	Observations générales

Enfin, il est utile de noter, en observations générales, les diverses sensations perçues par le curiste, concernant notamment les crises d'éliminations vécues en cours de cure.

Ces diverses observations sont réunies dans un tableau (pp. 28-29) qui renseigne synoptiquement sur le déroulement de la cure.

Ce tableau comporte également l'identité, les motifs de cure, l'âge, la taille, le poids normal hygiéniste, le poids réel de départ de cure et les poids de sécurité.

Le barème des poids hygiénistes est indiqué dans le tableau en page 31. Ces poids ont été élaborés statistiquement sur les milliers de stagiaires qui ont fréquenté le Centre de cure Nature et Vie que nous dirigeons.

Il est recommandé de ne pas descendre en dessous de la limite supérieure de sécurité. La limite inférieure représenterait celle où des destructions irréversibles pourraient s'effectuer.

La reprise alimentaire idéale s'effectue lorsque les signes corporels repérés indiquent la fin de l'élimination accrue.

Cette issue n'est pas toujours présente dans une première cure, il est donc raisonnable de limiter

Illustration 4: Barème des poids hygiénistes (en kg)

Taille (en mètre)	**Poids normal hygiéniste**	**Poids de sécurité**	
		Limite supérieure	**Limite inférieure**
1,86	74	58,5	52,5
1,84	72	57	51
1,82	70	55,5	49,5
1,79	67,5	54	48
1,76	65	52,5	46,5
1,73	62,5	51	45
1,70	60	50	44
1,67	58	49	43
1,64	55,5	47	41,5
1,61	53	45	40
1,58	50,5	43	38,5
1,55	48	41	37
1,52	45,5	39	35,5
1,49	43	37	34

celle-ci à une ou deux semaines d'expérimentation, selon les possibilités de chacun.

On adopte les mêmes régimes, mais en paliers inversés, au cours de la reprise qui prend autant de temps que la descente.

Modalités du déroulement de la cure

Nous proposons de conduire la cure de détoxination en utilisant successivement les régimes associés, cellulosique et non cellulosique.

Voici les modalités du déroulement d'une cure de détoxination (cas théorique).

En régime associé (R.A.)

En utilisant ce régime à la suite d'un régime traditionnel, on observe déjà une bonne élimination des toxines. Cette élimination se traduit par une perte de poids.

Nous proposons de décrire le déroulement de la cure de détoxination d'un cas théorique d'un poids initial de 70 kg (voir graphique ci-contre).

Nous observons, par pesées matinales, durant le premier, deuxième, troisième et quatrième jour de pratique de ce régime associé, des pertes de poids respectivement de 400 g, 500 g, 700 g, 300 g.

Le cinquième jour, la perte de poids est nulle. C'est l'apparition du premier palier alimentaire qui correspond à un état d'équilibre pondéral momentané avec ce régime associé.

Illustration 5: Graphique des paliers alimentaires
(Courbe métabolique personnelle, cas théorique)

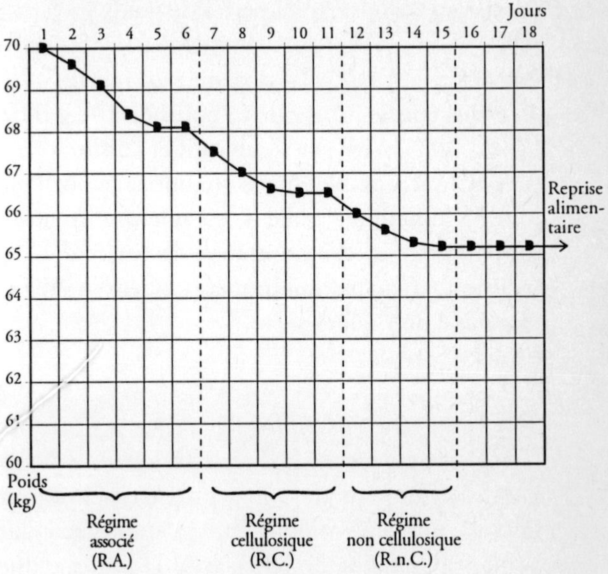

Poids de départ: 70 kg

Le sixième jour, la perte de poids est encore nulle, il y a confirmation du premier palier et nous décidons d'utiliser le régime de détoxination immédiatement inférieur: le régime cellulosique.

En régime cellulosique (R.C.)

En appliquant ce nouveau régime cellulosique, nous observons à nouveau les pertes de poids suivants: septième jour – (600 g) – huitième jour (500 g) – neuvième jour (400 g) – dixième jour (100 g).

Nous considérons que ce poids de 100 g inférieur à 300 g n'est pas significatif et l'assimilons à un palier acceptable. Nous attendons le onzième jour où la perte est nulle. C'est une confirmation du palier. Nous décidons alors de passer dans le régime de détoxination immédiatement inférieur: le régime non cellulosique.

En régime non cellulosique (R.n.C.)

Ce régime est adopté le douzième jour et le poids baisse à nouveau de 500 g puis treizième jour (400 g), quatorzième jour (300 g), quinzième jour (100 g). Ce poids de 100 g est à la limite d'une baisse de poids significative.

Nous considérons que la phase descendante de la cure de détoxination est achevée si l'on ne souhaite plus prolonger sa cure.

Il y aurait certes la possibilité de réduire les parts de jus et bouillons en les diluant pour se rapprocher du jeûne hydrique. Cette dernière phase ne doit se faire que sous surveillance stricte d'un conducteur de cure expérimenté.

La remontée alimentaire post-cure

Cette remontée alimentaire doit s'effectuer aussi lentement que la descente précédente. On utilisera alors les paliers inversés. L'introduction de la nourriture cellulosique apporte un gain de poids jusqu'à un palier, puis le choix du régime associé engendrera à nouveau un gain de poids jusqu'à un poids stable. Alors on peut s'alimenter d'une manière plus complexe si on le désire.

D'une manière générale, on tiendra compte du barème des poids hygiénistes. Il ne faudra jamais descendre en dessous du poids de la limite supérieure de sécurité (consulter le tableau des poids hygiénistes).

Les paliers alimentaires favorisent une détoxination progressive de l'organisme. La détoxination par paliers représente une méthode d'autoguérison non violente.

Le pouvoir régénérateur de l'organisme

La régénération cellulaire

L'élimination

La régénération cellulaire s'effectue par la réduction de la toxémie. Celle-ci consiste à rejeter les toxines hors de la cellule, dans le milieu environnant. C'est cette phase de rejet qui est appelée l'*élimination.* Les toxines créées à l'intérieur de la cellule sont évacuées, au travers de sa membrane, dans le milieu lymphatique.

L'excrétion

De la lymphe, les déchets rejetés par la cellule passent dans le sang. Celui-ci les conduit aux organes excréteurs dont le rôle est de modifier les déchets pour les rendre non dangereux pour l'organisme.

La transformation de ces déchets – appelée excrétion – est principalement assurée par les organes suivants dont nous indiquons le produit d'excrétion : le foie (la bile), les reins (l'urine), les poumons (dioxyde de carbone encore appelé gaz carbonique), la peau (la sueur), l'intestin (substances diverses).

Le *foie* est une glande volumineuse. Il excrète la bile puis la concentre dans la vésicule biliaire dont elle sort par le canal cholédoque pour parvenir dans l'intestin qui l'évacue.

Cette bile se présente sous la forme d'un liquide visqueux de goût amer, de couleur jaune verdâtre et de réaction légèrement alcaline. Elle contient des sels minéraux, des corps organiques et de l'eau.

Le foie a la propriété de transformer les excès d'acides aminés – protides – en *ammoniaque*, puis, ultérieurement, en *urée* rejetée par les reins.

Le foie possède un rôle d'épurateur important.

Les *reins* excrètent l'urine qui est un liquide acide, un peu salé, de couleur jaune et normalement limpide.

Voici les constituants normaux de l'urine:

- L'eau
- Les déchets azotés, urée (18-20 g/l), acide urique, créatinine, ammoniaque, acide hippurique...
- Les sels minéraux (chlorures, phosphates...)
- Le sel de cuisine s'y trouve dans la proportion de 8-10 g/l.

Dans certaines situations particulières, anormales, on y trouve du glucose, de l'albumine, de l'acétone...

Les «calculs» qui existent parfois dans les reins (*coliques néphrétiques*), dans la vessie (*gravelle*) ou dans les articulations (*goutte*), proviennent de l'accumulation de sels minéraux (oxalates, phosphates, urates ...), d'acide urique, etc.

Les reins qui doivent éliminer pour empêcher l'apparition de ces divers «calculs» sont donc aussi des organes excréteurs importants.

Les *poumons* entretiennent la respiration qui peut être assimilée à une combustion lente. Les oxydations respiratoires ont lieu dans les cellules. Par combinaison du carbone et de l'oxygène, il se produit un déchet: le dioxyde de carbone ou gaz carbonique. Il est transporté jusqu'aux poumons, puis libéré dans l'atmosphère. Nous renvoyons nos lecteurs à notre autre ouvrage : *Renaître par le souffle* (Editions Jouvence)[1].

Si l'excrétion pulmonaire devient insuffisante, on assiste à l'asphyxie cellulaire entraînant la mort. Les poumons sont des organes excréteurs essentiels.

La *peau* présente une fonction excrétrice qui se manifeste sous deux formes :

- Elle absorbe de l'oxygène et rejette du dioxyde de carbone. Cette respiration est de l'ordre du centième de celle de la respiration pulmonaire.
- Elle excrète de la sueur à partir des glandes sudoripares. La peau est donc un organe qui agit en relais des reins.

Les *intestins* possèdent une fonction excrétoire. Le bol fécal est composé des cellules du tube digestif qui se desquament, des substances excrétées par l'intestin (dérivés azotés, graisses, substances minérales), enfin des résidus alimentaires.

Le rôle excrétoire des intestins est substantiel.

[1] Dans la même collection, Pratiques Jouvence, 1994.

L'évacuation

L'évacuation des déchets transformés par les organes excréteurs constitue la troisième phase de la réduction de la toxémie. Cette évacuation représente donc une action de vidage des déchets élaborés. Elle signifie la fin du cycle de l'élimination des toxines.

La *bile* s'accumule dans la vésicule biliaire d'où elle ressort par chasses successives pour pénétrer dans l'intestin grêle. Elle sera évacuée en partie par les matières fécales. Une partie de ses liquides sera réabsorbée par l'intestin.

L'*urine* s'accumule dans la vessie d'où elle est évacuée périodiquement par l'urètre : c'est la miction.

Le *dioxyde de carbone* est rejeté dans l'air à partir des poumons.

La *sueur* est produite et accumulée dans la glande sudoripare. Elle est évacuée par un canal aboutissant à un pore à la surface externe de la peau.

Le vidage des *matières fécales* s'effectue par le rectum, aboutissement du gros intestin.

Pour rénover la santé, il faut amplifier l'élimination toxinique tout en évitant tout emballement dangereux. Il est indiqué au néophyte de se faire aider par un thérapeute expérimenté, notamment lors des premières cures de détoxination.

L'autolyse

L'organisme se régénère en détruisant ses tissus malsains par un phénomène d'autoconsommation appelé *autolyse.*

Les tissus anormaux sont autolysés en premier. Des goitres, grosseurs diverses, fibromes, kystes, dépôts, etc., peuvent ainsi être réduits ou disparaître.

Ce processus autolytique des dépôts anormaux se réalise en période d'alimentation réduite. Les nutriments mobiles, glucose, acides aminés, acides gras, doivent se raréfier pour que l'organisme commence à consommer par autolyse ses tissus anormaux.

Ce nettoyage autolytique est parfois perceptible au cours de crises qui se traduisent par divers symptômes, notamment des douleurs, légères, dans la zone rénale.

La régénération organique

Les toxines sont d'abord éliminées des cellules, de la lymphe et du sang au cours de la phase primaire de la cure.

Au cours de la phase secondaire, ce sont les organes qui se régénèrent en autolysant leurs parties atrophiées.

Le nettoyage organique s'effectue principalement dans les organes excréteurs : foie, reins, poumons, peau, qui sont les premiers encrassés par les toxines.

Les pertes de poids sont sélectives. Ce sont les tissus graisseux qui diminuent dans la plus grande proportion. Ensuite viennent les muscles. Les organes essentiels, nerfs, cerveau, cœur sont protégés.

Les poids de sécurité indiquent les limites à ne pas dépasser sous peine de détériorer les organes essentiels.

Les réajustements fonctionnels

En cure de détoxination, les organes se rénovent plus rapidement. Les réparations des blessures, les cicatrisations des plaies, l'élaboration des cals osseux sont accélérés.

Lorsque les organes sont suffisamment régénérés, ils cherchent à fonctionner à nouveau entre eux en induisant des *réajustements fonctionnels.* C'est alors que de grandes fonctions tels l'appareil circulatoire ou l'ensemble glandulaire se remettent en marche normale.

L'organisme vivant possède la propriété fondamentale de s'autorégénérer. Vivre en bonne intelligence avec son organisme consistera à favoriser, constamment, cette possibilité d'autorégénération permanente.

Principales indications de la cure de détoxination

Les régénérations durant la cure

Ce sont les organes excréteurs qui souffrent le plus d'un excès de toxémie. C'est pourquoi, durant la cure, ils seront les premiers à se régénérer.

L'appareil excréteur

Le *foie* retire des éléments fort toxiques du sang pour les transformer en bile. Au cours de la cure, la quantité de bile augmente. L'organisme la rejette sous forme de selles.

La bile remplit alors le rôle d'un laxatif. Mais parfois, elle devient si abondante qu'elle est rejetée vers l'estomac provoquant des nausées et quelquefois des vomissements momentanés.

Le «travail» qui s'effectue au niveau du foie se traduit parfois par l'apparition de douleurs, jamais ressenties auparavant.

Les *reins* réagissent généralement dès la première cure de détoxination, engendrant quelques douleurs passagères.

Lors des premiers jours de cure, l'urine est sombre et épaisse, son odeur est forte.

Les polypes ou papillomes qui existent parfois dans la vessie peuvent se résorber par autolyse. Mais il est nécessaire d'effectuer plusieurs cures consécutives, généralement, pour y parvenir.

Les crises de coliques néphrétiques sont dues à une lithiase (présence de «calculs»). La détoxination peut provoquer leur fonte puis leur expulsion sous forme vaseuse.

Les personnes âgées souffrent parfois de l'appareil urinaire lorsque la glande prostate augmente en volume. Elle comprime alors l'urètre qui la traverse: ce qui entraîne des difficultés pour évacuer l'urine de la vessie. Par l'autolyse qui peut se réaliser en cours de cure, le volume de la prostate se réduit. Ce qui peut permettre une évacuation satisfaisante de l'urine.

Les *poumons* renforcent leur pouvoir excréteur durant la cure : l'haleine devient fétide. L'activité excrétrice pulmonaire est également amplifiée par l'expectoration de mucus élaboré dans l'arbre bronchique. Ce mucus est particulièrement malodorant.

Certains troubles surgissent parfois dans les voies d'accès à l'appareil pulmonaire : amygdalites, sinusites, rhino-pharyngites... Ils représentent des symptômes relais de détoxination. Ces symptômes apparaissent parfois, passagèrement et en intensité réduite, en cours de cure. Il faut savoir reconnaître ce travail de régénération et le respecter. Bientôt tout rentrera dans l'ordre.

De même la disparition du mucus et la clarification de l'haleine indiquent la fin du processus de cure.

La *peau* constitue le quatrième grand organe excréteur. Les toxines sont évacuées par la transpiration qui devient malodorante.

Les dépôts de cellulite situés sous la peau sont autolysés. La peau se rajeunit, sa couleur s'éclaircit, sa texture s'affine. Les taches, les rides, peuvent parfois disparaître.

En fin de cure, l'odeur de la peau redevient agréable.

Certaines éruptions cutanées peuvent apparaître : ce sont des processus de nettoyages toxiniques. Ces crises cutanées sont, en définitive, bénéfiques à l'organisme qui voit parfois des troubles rebelles tels l'eczéma ou le psoriasis disparaître.

L'appareil digestif

Au cours de la cure de détoxination, l'appareil digestif fonctionne au ralenti, ce qui le place en repos relatif.

La *bouche* est parfois le siège de troubles tels des aphtes, gingivites, glossites (irritation de la langue). Ces symptômes disparaissent généralement durant la cure.

En période de détoxination, la salive devient épaisse, parfois gluante et visqueuse, de coloration verdâtre et elle possède un très mauvais goût. Elle redeviendra limpide en fin de cure.

De même, durant la cure, la langue se charge surabondamment. Elle se couvre d'un mucus blanc jaunâtre. En final, elle s'éclaircira d'abord par la pointe, puis sur les côtés pour apparaître selon sa couleur rose rouge classique.

Un mauvais goût s'installe dans la bouche. Aucun nettoyage ne le réduira. Il disparaîtra de lui-même en fin de cure. Alors le goût redevient agréable. La bouche est donc le siège de nombreux signes de régénération en cours de cure.

L'*œsophage* présente parfois des troubles tels des spasmes, de l'hyperacidité et plus graves, des ulcérations. La régénération par autolyse fait généralement régresser l'ensemble de ces symptômes.

L'*estomac* est parfois le siège de troubles appelés : dyspepsie, ulcère, catarrhe gastrique, descente d'estomac... En cours de cure, ces symptômes régressent habituellement jusqu'à disparaître sous l'effet de cures répétitives.

Les sensations de nausées peuvent survenir. Elle se prolongent parfois par des vomissements. Ce sont toujours des actes de nettoyage qui cesseront et une sensation de bien-être leur succédera.

Les *intestins* développent quelquefois des troubles tels les colites, parasitoses, dysenteries ou constipations. Ces symptômes régressent également durant la cure. En situation d'ulcération, la muqueuse intestinale peut se cicatriser.

La cure peut également faire régresser des symptômes tels les rectites, les hémorroïdes. Quelquefois les fistules peuvent disparaître. Ce sont les tissus de l'intestin qui se rénovent.

Des gaz pressent souvent dans l'abdomen. Ils représentent aussi des phénomènes de nettoyage toxinique. Au fur et à mesure du déroulement de la cure, ces sensations de douleur dues au gaz régressent puis disparaissent.

La *vésicule biliaire* est parfois le siège d'altérations: cholécystite (spasmes inflammatoires) ou lithiase (calculs). Les calculs parviennent à se dissoudre durant la cure et les douleurs disparaissent.

Le *foie* est également un organe de l'appareil digestif. Il produit la bile qui intervient dans l'émulsion des graisses en cours de digestion. Il contribue à réguler le taux de sucre dans le sang et favorise l'assimilation des minéraux.

Il possède également une activité prépondérante dans la régulation de la température du corps (thermogenèse).

Le foie est une sorte de petite «usine» à lui seul. Sa régénération en cours de cure favorise donc ses nombreuses fonctions. Il s'ensuit un bien-être nouveau pour tout l'organisme.

L'appareil cardio-vasculaire

Il comprend: le cœur, les artères, les veines et les capillaires.

Le cœur est sujet à différents troubles tels les rétrécissements mitraux, l'arythmie, parfois des situations encore plus graves: infarctus du myocarde, angine de poitrine.

La cure permet de rénover la fonction cardiaque et de résorber – au moins partiellement – les troubles ci-dessus.

Les artérites des vaisseaux sanguins, l'artériosclérose sont réduites et disparaissent parfois.

L'hypertension artérielle diminue et disparaît habituellement.

Les varices des veines sont autolysées et peuvent disparaître.

Les autres troubles, œdèmes veineux, ulcères variqueux, séquelles de phlébites peuvent être améliorés.

La régénération peut aussi réduire les divers troubles liés à l'hémogliase : céphalées, somnolence, vertiges, confusion mentale, flatulence digestive, diminution de l'activité sexuelle, fragilité des capillaires, hypotension…

Le système nerveux

L'asthénie se manifeste par un état de fatigue permanent entraînant parfois la dépression nerveuse.

Inversement l'agitation fatigue également, impliquant souvent la perte du sommeil.

La cure doit être menée avec beaucoup de prudence pour ces cas fragiles. Elle peut apporter un bien-être inespéré.

Les facultés mentales sont améliorées : mémoire, attention, raisonnement. La vie intuitive et spirituelle est amplifiée, la clarté d'esprit s'améliore.

Le système glandulaire

Il est principalement formé des glandes endocrines, dont le dysfonctionnement induit des troubles.

On peut durant la cure améliorer l'impuissance masculine, la frigidité féminine ou la stérilité.

L'assimilation du calcium, sous dépendance de la thyroïde, peut être favorisée.

Pour le diabète, la régénération du pancréas est plus problématique, surtout si la situation de l'insulino-dépendance est atteinte. Les cures prolongées ne sont pas recommandées dans ce cas. Une surveillance stricte s'impose.

L'appareil génital

Chez la femme, des inflammations ou leucorrhées tels les métrites ou cervicites au niveau de l'utérus, les salpingites ou annexites au niveau des trompes ou des ovaires, se développent parfois.

La cure de détoxination peut soulager puis faire régresser ces troubles. Les «pertes blanches « sont un processus d'autonettoyage. Elles régresseront lorsque la toxémie disparaîtra. La détoxination régularise le cycle menstruel.

Les excroissances diverses qui se forment dans l'appareil génital: fibromes, kyste, etc. sont souvent autolysés durant la cure.

Les troubles de l'appareil génital masculin (impuissance, troubles d'éjaculation) sont aussi grandement réduits.

L'appareil locomoteur

Les troubles qui affectent l'appareil locomoteur sont variés. Ils concernent aussi bien le squelette que les muscles, ainsi que d'autres organes tels les nerfs et vaisseaux sanguins.

Les os sont parfois sujets à décalcification pour des causes diverses. Les vaisseaux sanguins développent des troubles tels les artérites ou phlébites. La cure, en régénérant ces organes et fonctions, apporte une amélioration de ces états.

L'appareil locomoteur peut présenter des traumatismes en cas d'accident. Il existe aussi des maladies de dégénérescence. La cure de détoxination permet d'apporter des améliorations à ces diverses situations. Les polynévrites, les troubles rhumatismaux, l'arthrose voient leurs symptômes régresser après détoxination.

L'appareil sensoriel

Cet appareil est souvent le siège de troubles classés particuliers, alors qu'ils reflètent souvent le mauvais état général de l'organisme. Lorsque les troubles sont récents, les effets de la cure de détoxination sont généralement plus efficaces.

Les affections oculaires, en particulier les conjonctivites, sont améliorées. Il en est de même pour les rhumatismes d'oreille qui occasionnent des bourdonnements ou des sifflements parfois à la limite de l'intolérable.

Les affections nasales telles les sinusites, sont résorbées. Les laryngites et autres troubles des organes de la voix peuvent régresser. Il en est de même pour d'autres symptômes qui affectent la langue et la bouche : aphtes, stomatites, gingivites...

Enfin en réduisant la toxémie et en favorisant un rééquilibrage des sels minéraux dans l'organisme, la détoxination favorise un état satisfaisant de la dentition.

Conclusion

Naturellement ces énumérations assorties de possibilités d'amélioration ne donnent qu'une approximation des résultats obtenus.

Ceux-ci dépendent de l'engagement de la personne perturbée pour se régénérer. Lorsque les intentions et la pratique se cumulent vraiment, on observe des résultats parfois qualifiés d'exceptionnels.

La détoxination en situation de maladie

Les maladies aiguës

En situation de troubles aigus, il n'y a guère d'attrait pour la nourriture mais, au contraire, répulsion. Le malade recherche naturellement le repos. Il faut respecter cette sagesse et ne pas se surcharger alimentairement.

Le processus de détoxination permet aux troubles (douleur, fièvre, diarrhée...) de régresser. Il peut apporter des rémissions spectaculaires, notamment en cas de fièvre chez l'enfant.

Celui qui a commencé à résoudre ses symptômes de maladie par la détoxination les craint bien moins dorénavant.

Les maladies chroniques

Les maladies chroniques correspondent à des troubles aigus qui n'ont pu s'éliminer de manière satisfaisante.

La cure de détoxination permet souvent de sortir de ces phases chroniques en engendrant parfois de nouveaux symptômes relais au niveau d'autres organes.

Lorsque le trouble chronique est ancien, la nécessité de détoxiner est impérieuse. Les paliers alimentaires devront être impérieusement respectés afin de favoriser une élimination douce des toxines.

Conclusion
Pour réduire les troubles de santé, il est nécessaire d'adopter un processus de détoxination. Celui-ci sera mené en tenant compte de chaque situation particulière.

Qui peut se détoxiner ?

La détoxination est une nécessité pour tout organisme. Mais elle est plus impérative pour ceux qui sont en mauvaise santé.

Y a-t-il une meilleure époque pour entreprendre une cure de détoxination ? Probablement le meilleur moment est celui où l'on en ressent la nécessité.

Socialement, il y a parfois des contraintes professionnelles ou familiales qui entravent le désir de se purifier. Il faut parfois patienter jusqu'à l'arrivée d'un temps libre, souvent la période des vacances.

Du point de vue de la température extérieure, le printemps ou l'automne sont favorables, l'été nécessitant un rafraîchissement et l'hiver un réchauffement des locaux occupés.

La détoxination en fonction du poids

Les obèses font l'unanimité pour recommander la cure de détoxination qui leur fera perdre du poids. Cependant leurs cures seront menées avec beaucoup d'attention selon leur type particulier d'obésité.

Les maigres sont dans une situation plus délicate. On leur recommande en général de se suralimenter et malgré tout leur maigreur perdure. Ils sont des sous-nutris car ils assimilent médiocrement les nutriments en provenance de leur alimentation. Parfois même ils sont carencés, malgré un approvisionnement pléthorique.

Pour ces cas, des cures successives, très progressives, de courtes durées, apporteront des résultats inespérés en relançant la fonction d'assimilation.

La détoxination en situations vitales déficientes

Les *faibles* possèdent une énergie vitale médiocre. Leur intention de procéder à une cure de détoxination est donc aussi mal acceptée que celle affichée par les maigres.

Cependant ils sont suralimentés, dans le secret espoir de reconquérir des forces. Or, c'est un résultat opposé que l'on constate. Certes après le repas, il existe bien une période de blocage de la faiblesse, mais celle-ci apparaît ultérieurement. En réalité, cette faiblesse provient d'un état énergétique insuffisant, passé à l'état chronique. C'est un niveau élevé de toxémie qui est responsable de cette situation. Il sera donc nécessaire de détoxiner pour récupérer de l'énergie vitale.

Comme dans la pratique des cures entreprises par les maigres, il leur faudra procéder à des détoxinations progressives par paliers qui seront de courtes durées et répétées à échéances brèves.

Un bon conducteur de cure est absolument nécessaire pour diriger ces personnes et ceci pour éviter, en final, de les affaiblir davantage.

Nous mettons en garde contre la stimulation de l'organisme par des produits divers. En effet, ces stimulations absorbent beaucoup d'énergie, et la période de stimulation sera suivie d'une phase dépressive toujours préjudiciable.

Les *anémiés* sont dans une situation analogue à celle des faibles, sauf que dans ce cas l'installation de l'anémie indique un dysfonctionnement organique déjà en place.

Ici encore le processus de détoxination, réalisé répétitivement et dans la limite des possibilités, apportera souvent des solutions inespérées.

La rénovation organique, puis la régénération fonctionnelle seront recherchées aux cours des cures répétitives de détoxination qui devront être conduites avec prudence en tenant compte de chaque cas particulier.

Les *carences* sont un manque d'un ou plusieurs éléments vitaux. Il y a plusieurs sortes de carences. Lorsque certains apports alimentaires sont déficients, la carence est dite *exogène*. C'est le cas notamment de certaines avitaminoses.

Par exemple, le *béribéri* provient d'une avitaminose en vitamine B (antibéribérique). Le *scorbut* est lié à une avitaminose en vitamine C (antiscorbutique). Le *rachitisme* est entraîné par une avitaminose en vitamine D (antirachitique). La *xérophtalmie* est dépendante d'un manque de vitamine A (antixérophtalmique).

Mais les carences d'approvisionnement peuvent également exister par rapport aux glucides (sucres), protides (acides aminés), lipides (matières grasses), ainsi que par rapport aux sels minéraux (calcium, fer, etc.). La réponse normale aux carences exogènes consiste à approvisionner l'organisme par rapport aux nutriments manquants. Mais parfois les apports sont suffisants et une carence existe néanmoins. Il s'agit alors d'une mauvaise assimilation d'un ou plusieurs nutriments. Il s'agit alors de carences organique ou fonctionnelle dites *endogènes.*

Dans ce second cas de carence, il faudra effectuer des cures de détoxination pour rénover le pouvoir d'assimilation de l'organisme. Ces cures seront également répétitives, brèves, et impérieusement réalisées selon la méthode des paliers alimentaires. Toute violence provoquée par un jeûne abrupt carencerait encore davantage. Naturellement, il va de soi que la cure devra être précédée d'un approvisionnement suffisant en vitamines, sels minéraux et nutriments: glucide, lipide, protide.

La réussite dépend aussi de facteurs complexes – dont l'état mental – il faudra procéder avec prudence dans les cures des carencés.

Nous mentionnons un troisième type de carence : la carence par *non restitution.* Les aliments sont fournis puis assimilés et mis en réserve dans l'organisme. Mais lorsque celui-ci veut réutiliser ces nutriments, il en est incapable. Il s'ensuit alors un état de carence.

Dans cette situation la cure de détoxination, en régénérant la capacité de l'organisme à récupérer ses nutriments déjà existants, fera merveille.

On arrive même à des situations incroyables dans ce dernier cas, où la valeur du dosage du nutriment carencé devient supérieure à celle affichée avant la cure. Naturellement, il faut quand même procéder progressivement, car on ne sait jamais quelle est la quantité de nutriments bloqués.

Les *anorexiques* rejettent la nourriture pour diverses raisons, dont l'une consiste à dire qu'ils ne digèrent absolument plus rien.

Il faut alors procéder à une alternance de détoxination et de tentatives d'alimentation. Cela devient un jeu un peu délicat mais qui apporte des réponses souvent remarquables.

En *conclusion*, les personnes en situation vitale déficiente peuvent bénéficier des cures de détoxination. Mais il est bien évident qu'il faudra étudier l'ensemble des composantes physiques et psychiques qui sont, généralement, à l'origine des troubles observés. Ce n'est qu'en résolvant l'ensemble des problèmes existants que l'on peut escompter parvenir à un résultat final stable.

La détoxination en fonction des âges

Il existe un préjugé tenace qui voudrait que les enfants et les vieillards ne procèdent pas à des cures de détoxination. Cependant les *enfants* présentent des réactions vives vis-à-vis d'une toxémie trop élevée. En situation de troubles aigus, ils refusent la nourriture. C'est vraiment la pire maladresse que de tenter de les alimenter dans de telles circonstances.

Lorsque la suralimentation a induit chez les enfants diverses indigestions, génératrices de troubles de santé, les cures de détoxination modérées et brèves sont les bienvenues.

Ne pas oublier que les enfants sont en période de croissance, il serait donc dangereux de leur faire faire des cures prolongées. Tout est affaire de bon sens.

Les *vieillards* craignent souvent de perdre leurs forces en procédant à des réductions alimentaires.

En réalité, les personnes âgées supportent bien les cures de détoxination, sous réserve qu'elles ne soient pas excessives. Dans ce cas il n'existe plus de problème de croissance. Il faut donc tenir compte de leur réserve pondérale qui sera apte à entretenir le métabolisme réduit durant la cure. Pour les personnes âgées, il faut veiller à apporter, préalablement à la cure, des apports suffisants en nutriments tels que les vitamines et sels minéraux.

De toute manière les cures peuvent être modulées en conservant des apports minéraux essentiels.

Mais la réduction de la toxémie est une condition incontournable pour maintenir un état de santé satisfaisant.

La détoxination en cours de maternité

Les cures de détoxination sévères pendant la grossesse sont fortement déconseillées. Elles peuvent être préjudiciables à l'enfant en gestation.

Durant les trois premiers mois, des réductions allégées peuvent être faites, pour les six autres mois il faudra être prudent.

Mieux vaudrait procéder à une bonne cure de détoxination juste avant de procréer, aussi bien pour la mère que pour le père. Nous avons reçu de nombreux couples visant cet objectif et le résultat a été bénéfique.

Les cures sont, par contre, recommandées lorsqu'il s'agit de tenter de remédier à des situations d'infécondité aussi bien féminine que masculine.

Les cures ne doivent pas non plus être entreprises en période d'allaitement.

En effet, la réduction de l'approvisionnement en nourriture ralentit ou tarit la sécrétion de lait.

Nous le répétons, mieux vaut détoxiner avant la maternité, pour ne pas être pris au dépourvu ultérieurement.

La détoxination suivant le mode alimentaire adopté

Il est évident que les cures de détoxination seront conduites différemment, selon le mode alimentaire adopté préalablement.

Plus cette alimentation est complexe, plus la toxémie est élevée et donc plus les crises de régénération risquent d'être importantes. La progressivité devra donc être strictement observée.

Naturellement lorsque l'alimentation a été adoptée suivant le mode hygiéniste (le lecteur se reportera à notre autre ouvrage : *Mangez en compatibilités alimentaires*, Ed. Jouvence, 1994), les cures de détoxination se déroulent, généralement, de manière plus aisée.

Conclusion

Les cures de détoxination ne sont pas indiquées qu'aux seules personnes présentant des troubles de santé. Toutes celles qui sont soucieuses de leur santé doivent s'y soumettre périodiquement.

La guérison est le résultat d'une volonté mentale de réussir, alliée à la connaissance des possibilités extraordinaires de l'organisme de se régénérer durant les cures de détoxination.

La détoxination permanente

Les trois phases de la détoxination

La *phase primaire* de la détoxination a pour effet de nettoyer la toxémie primaire située dans les cellules, la lymphe et le sang. Elle se traduit parfois par des malaises divers: céphalées, nausées, vertiges, diverses douleurs réparties dans l'organisme.

Généralement les symptômes de la phase primaire ne sont guère appréciés car ils représentent une rupture de l'état préalable en direction des crises de régénération.

La méthode des paliers alimentaires, si elle est bien suivie, permet de «lever» plus lentement ces divers troubles. Par contre, une personne fort intoxinée qui se lancera rapidement en cure abrupte risque de connaître des moments difficiles à supporter. Dans l'ancienne méthode de jeûne hygiéniste, on disait que les trois premiers jours étaient les plus difficiles à supporter. En fait, cette situation existait parce que l'absence de paliers rendait ce processus trop violent.

Cette phase primaire est vraiment importante pour les personnes qui vivent continuellement dans l'inconfort des symptômes douloureux. Elle leur permettra d'accéder à une meilleure santé.

La *phase secondaire* de la détoxination suit généralement la précédente. Elle affecte principalement les organes. C'est alors que l'on ressent une douleur vive dans tel organe : diffuse dans la région rénale ou vive au niveau du foie.

Nous prenons ainsi conscience parfois d'organes dont nous ignorions l'existence, dans le silence habituel de leur fonctionnement. C'est pourquoi nous appelons cette phase secondaire : la *détoxination organique.*

Peu à peu ces douleurs vives ou latentes disparaissent : cette seconde phase s'achève alors. C'est un moment fort apprécié des curistes. Il faut avoir au moins vécu cela une fois dans sa vie pour se percevoir intimement.

La *phase tertiaire* suit la précédente. Il se passe maintenant un «travail» particulier à l'intérieur de l'organisme.

Les différents organes rénovés cherchent à nouer le contact entre eux, pour se compléter harmonieusement dans leurs activités. Nous dénommons cette phase tertiaire: la *détoxination fonctionnelle.* C'est la phase sympathique de la cure de détoxination où l'on ressent le bien-être se créer, jour après jour. C'est cette phase, bien achevée, qui permet d'aller vers la situation terminale de l'extase de fin de cure.

Les cures successives

Pour prendre contact avec les cures de détoxination, nous conseillons d'effectuer une première expérience de quelques jours, puis de se nourrir durant un ou deux mois, puis de recommencer une seconde cure: c'est le processus des cures successives.

Dans ces conditions, le premier jour de la seconde cure s'additionne au dernier jour de la cure précédente. Ainsi, si on a fait une expérience de sept jours une première fois, le premier jour de la seconde cure pourra être considéré comme le huitième jour de l'ensemble, et ainsi de suite.

Cette manière de procéder permet d'accéder peu à peu aux stades secondaire et tertiaire. De plus, elle permet à l'organisme de se recharger entre deux cures, en sels minéraux, oligo-éléments, vitamines, acides aminés, sucre, acides gras essentiels, de sorte que chaque nouvelle journée de cure sera vraiment efficace. On sort plus aisément d'une cure de brève durée : ce qui renforce la sécurité.

Deux mois semblent être un bon intervalle entre deux cures successives, lorsque l'on a décidé d'entreprendre un processus complet de régénération.

Si cette durée se prolonge, quelques jours de la cure suivante seront utilisés pour rejeter les toxines primaires accumulées entre les deux séquences successives.

Ainsi, après un an d'intervalle, les journées de cure ne se rajoutent pratiquement plus. Le compteur repart à zéro ou presque.

Donc l'*effet de cure* ne dure qu'un certain temps. Cela dépend du degré d'intoxination initial et aussi de la manière de vivre.

Nous recommandons d'effectuer une cure de détoxination au moins annuellement.

Une vie saine, une alimentation équilibrée, de l'exercice physique approprié, la pratique d'un mental positif, favorisent un bon état de santé.

Le cheminement vers la santé est constant, il nécessite une attention soutenue pour se maintenir dans un état de détoxination satisfaisant.

La pratique des cures successives permettra à ceux qui ont perdu une partie de leur santé de la recouvrer dans les meilleures conditions.

Le concept de la détoxination permanente

L'organisme se construit et se détruit en permanence. Le *métabolisme* se compose de deux phases : l'*anabolisme* (ou construction des tissus) et le *catabolisme* (ou destruction des tissus).

Une personne est en détoxination lorsque la seconde phase l'emporte sur la première. Elle se traduit généralement par une perte de tissus par autolyse, donc par une perte de poids.

On peut observer ce phénomène au cours de la restriction alimentaire durant les paliers : on se situe donc d'entrée en *effet de détoxination.*

Un état toxémique minimal est synonyme de bonne santé. Nous devrons donc être attentif pour favoriser un *effet de détoxination permanent.*

Les résultats

Durant nos trente années de conduite en cure de détoxination, nous avons vu se produire de si nombreux cas de régénération, que, pour en présenter quelques-uns en conclusion de cet ouvrage, nous allons tout simplement exprimer quelques témoignages de nos anciens stagiaires.

Jacques L. : « Quelle joie de pouvoir reprendre goût à la vie et d'y participer à tous les instants. Toutes ces manifestations du monde extérieur, cela faisait plus de quinze années que j'en avais perdu la compréhension. Bien sûr, on peut vivre avec les médicaments mais cela n'est pas vraiment réel et je constate maintenant avec le recul, que toutes les sources d'énervation que je pouvais ressentir étaient bien la cause de cette perte de compréhension».

Père Fabien C. : «Je continue d'en ressentir les bienfaits. Au niveau Sinus, ce fut et cela reste spectaculaire comme résultat. Nez dégagé, aucune suppuration, odorat retrouvé. Et du point de vue général, je me sens bien. Même sur le plan nerveux, je crois avoir acquis un équilibre qui avait été entamé».

Brigitte P. : «Voilà quatre ans que je souffrais d'embonpoint et de constipation. J'ai donc suivi les conseils de Désiré Merien qui préconisait la technique des paliers alimentaires. J'ai perdu dix kilogrammes sans ressentir cette désagréable sensation de faim qui assaille les entrailles. Je me sens en pleine forme et ai retrouvé mon tonus et mon assurance en moi».

Doctoresse Blandine B. : «Je voudrais te remercier. Je vis à l'heure actuelle une véritable joie cellulaire, très profonde, qui dépasse largement le simple aspect physique. C'est véritablement fantastique, fabuleux, extraordinaire... Les mots ne sont pas assez forts pour le dire!».

Manuel R.: «Un certain temps a passé depuis mon séjour dans votre établissement. Je crois que cela vous intéressera de savoir que mon état de santé est bon en général. Les 'check-up' et analyses effectués par les médecins périodiquement sont excellents et je me trouve moi-même parfaitement bien. Je continue à suivre vos conseils dans le but de consolider ces bons résultats».
Note de l'auteur: M.Manuel R. nous avait été adressé par le Docteur Luis Fernando C. avec le diagnostic d'une tumeur: «Lymphosarcome lymphoblastique».

Marie L.: «Mon expérience a duré quinze jours pendant lesquels je me suis mise à l'écoute de mon propre corps, j'ai suivi les diverses phases d'élimination des toxines qu'il décidait et ai assisté avec une rare joie à la montée des forces nouvelles au fur et à mesure de la reprise alimentaire».

Yvette V.: «Une visite chez ma gynécologue avait révélé la présence d'un polype, dont la racine se situait dans la cavité utérine. J'avais refusé l'intervention chirurgicale, seule solution proposée par la médecine officielle.

Je suis donc revenue à Nature et Vie pour un séjour. Avant mon départ, j'avais tenu à rendre visite à ma gynécologue. Le polype visible était toujours présent.

Après neuf jours de préparation en respectant les paliers alimentaires, j'ai fait quatorze jours de cure. Au retour, j'ai revu ma gynécologue, qui n'a plus trouvé trace de polype. Elle n'a pas voulu admettre que cette disparition était due à la cure, mais n'a pas pu m'en donner une explication plus convaincante».

Pierre: «Après cinq ans et six séjours au centre de cure Nature et Vie, me voici enfin en mesure de produire un témoignage.

Certains résultats se sont fait sentir dès le début, s'accentuant par la suite. D'abord sur le plan santé par l'absence de maladie.

Les crises de rhumatismes dont je souffrais autrefois, et qui étaient devenues rares et bénignes à la suite de ma conversion à l'hygiénisme, ont disparu après le premier séjour. Des améliorations sont apparues aussi sur le plan nerveux et intellectuel. Je suis redevenu capable de jouer aux échecs.

Après le dernier séjour, des résultats sensibles ont pu être constatés sur le plan physique. Ma vue s'est améliorée. Les coupures que je me fais se cicatrisent à une vitesse étonnante. Je cavale comme je ne le faisais plus depuis longtemps.

Les résultats sont donc nets, et d'autant plus intéressants qu'il ont été obtenus à un âge (soixante-et-onze ans) où beaucoup d'hommes sont plutôt sur le déclin».

Guy D.: «Je souffrais d'une sciatique quasi chronique, occasionnant de cruelles souffrances. L'arsenal habituel de la médecine chimiothérapique n'a pu en venir à bout durablement. De plus, ces pratiques s'accompagnent de terribles effets secondaires, sans rien changer à la cause.

L'effet direct de la cure a d'abord porté sur la sciatique : aucune souffrance ne s'est plus fait sentir. Je n'ai donc plus eu aucun recours à la chimiothérapie».

Anne-Claire D.: «Voici de mes nouvelles. La fin de ma cure s'est bien passée. J'avais une énergie incroyable. J'étais toujours en forme et remplie d'une force positive qui me surprenait moi-même. Tous mes sens étaient affinés ; en particulier, j'ai remarqué l'ouïe car je prends des cours de chant.

Mon corps était d'une souplesse que je n'avais jamais connue, même après des années de danse.

Quant à la lucidité et à la facilité avec laquelle je raisonnais, c'était assez étonnant ! ».

Chantal T. : « Je souffrais des yeux avec l'impression qu'ils étaient meurtris, que c'étaient des corps étrangers dans mes orbites. J'avais la sensation qu'ils étaient fixes, que la circulation se faisait mal.

Au bout de quinze jours et après quelques jours de cure seulement, je ne souffre plus, je peux lire longuement, enfiler les aiguilles. Je n'ai plus de 'mouches' devant mon œil droit.»

Conclusion

La série des témoignages précédents représente déjà des opinions diverses sur les possibilités de la cure de détoxination.

Nous espérons que vous serez nombreux à pratiquer la cure par paliers, telle que nous vous l'avons décrite. Nous serons satisfait de recevoir vos commentaires ou suggestions relatifs aux expériences que vous entreprendrez dans ce domaine et naturellement nous demeurons à votre disposition pour vous apporter assistance ou conseils, si vous souhaitez nous solliciter.

Vivre gagnant, c'est créer la santé par une application des principes de vie qui favorisent la détoxination permanente.

Conseils complémentaires pour réussir sa cure de détoxination

Avant la cure

Avant d'entreprendre une démarche de détoxination, il est souhaitable d'évaluer l'état de santé: pour cela, divers renseignements peuvent être utiles. Les examens médicaux donnent des informations dont on peut tenir compte.

Les personnes qui souffrent de troubles importants ne devront descendre leurs paliers que très lentement. Elles n'adopteront les régimes de détoxination que dans la mesure où elles sont capables de les soutenir. Au cours d'une première expérience, il sera parfois sage de n'utiliser que les premiers régimes alimentaires restrictifs.

S'il y a préalablement prise de médicaments, il faut être prudent dans la décision de cesser brutalement d'en absorber. Les symptômes qui étaient combattus par ces médicaments peuvent brutalement resurgir et empirer, risquant parfois d'avoir des conséquences regrettables. Si nécessaire, consulter un médecin connaissant également le point de vue hygiéniste sur le développement des maladies. Même si aucun examen ne révèle quoi que ce soit, il faut savoir que la détoxination induit parfois le retour de symptômes anciens ou récents. Ils apparaissent sous forme atténuée, jusqu'à disparaître définitivement, lorsque les paliers sont abordés de manière très progressive.

L'état de santé du candidat à la détoxination dépend de multiples facteurs :

- Son **régime alimentaire préalable** représente une caractéristique importante. Plus ce régime est simplifié, moins grand sera l'état d'intoxination.

- La **pratique d'exercices physiques** accroît la vitalité: c'est donc un facteur favorable pour évaluer l'état de santé. Inversement, le sédentaire, l'inactif seront généralement en moins bonne santé et il faudra s'attendre à une apparition éventuelle de symptômes.

- L'existence d'un **état infectieux** doit être précisée en début de préparation de détoxination. En effet, cet état traduit une perte de vitalité et nécessitera davantage de précautions dans l'application de la progressivité des paliers.

- L'**état du mental** influe considérablement sur la conduite de la détoxination. Un état serein favorise une régénération satisfaisante.

- La **sensation de chaud ou de froid** des mains et des pieds renseigne sur la vitalité. Des extrémités tièdes et sèches indiquent un bon état de santé. Au contraire, lorsqu'elles sont froides et de plus humides, cela veut dire que la toxémie est élevée et qu'il sera donc nécessaire de ralentir la progression de la détoxination.

- L'existence de **migraines**, de **maux de gorge**, de **douleurs ventrales** indique que la toxémie est si élevée qu'une élimination s'est mise en route. Il faut favoriser cette élimination, sans l'accélérer au point qu'elle puisse devenir intolérable.

- La **constipation** indique que l'organisme est dans une situation sous-énergétique. Dans ce cas la préparation à la détoxination se fera lentement, notamment en utilisant longuement les régimes cellulosiques qui favorisent le transit intestinal.

- Les **douleurs musculaires** sous forme de crampes diverses sont l'expression de tensions à l'intérieur de l'organisme. Elles correspondent souvent à des situations de carences en sels minéraux. Pour y pallier, il est souhaitable de conserver les régimes minéralisants que sont le régime associé et le régime cellulosique, jusqu'à la disparition de ces symptômes.

- La **fatigue**, l'**irritabilité** indiquent également une situation sous-énergétique et un organisme déminéralisé. Maintenir donc les régimes indiqués pour le cas précédent jusqu'à la disparition de ces signes, avant d'aller plus loin dans le processus de détoxination.

- La **nature du sommeil** fournit de précieux renseignements sur l'état de santé. Un bon sommeil indique que la récupération énergétique est satisfaisante. L'insomnie constitue un symptôme d'altération de la santé. Les insomniaques sont des sous-énergétiques. Dans ce cas il est rigoureusement déconseillé d'aborder abruptement la détoxination. Ici, plus encore que précédemment, il faudra utiliser des régimes apportant abondamment des sels minéraux.

- La **tendance à désirer prendre excessivement de la nourriture** doit être prise en considération. En effet, si le désir de nourriture est très fort, il faudra s'attarder dans les régimes complimenté. Le détachement vis-à-vis de l'alimentation se fait progressivement et il est alors possible d'accéder au processus de détoxination.

Nous venons d'exposer quelques situations qui permettent une approche de l'évaluation de l'état de santé. Ces éléments réunis permettent d'établir un bilan de santé fort utile pour entreprendre une cure de détoxination.

Recommandations pratiques

Préparation préalable

La préparation à la cure de détoxination doit comprendre une simplification progressive du régime alimentaire. Cependant il faut accorder une attention particulière pour couvrir les apports nécessaires à l'organisme et tout particulièrement les vitamines et sels minéraux. Il est fortement déconseillé à un organisme carencé de restreindre excessivement son alimentation.

L'activité et le repos

L'activité excessive est déconseillée en cours de cure de détoxination, mais il est autant regrettable de ne pas se mouvoir, ce qui inverse l'état énergétique fortement et génère une sensation de faiblesse désagréable.

L'idéal est d'avoir des activités modérées alternées avec des phases de repos suffisantes.

Au cours de la cure, les phases de repos s'accroîtront normalement. Il est essentiel que chacun retrouve ses sensations et sachent reconnaître ses besoins d'activité et de repos.

Les vêtements et la température

En cours de cure de détoxination, le métabolisme se réduit et parfois une impression de froid envahit le corps, particulièrement lorsque les personnes sont toxémiques et que leur énergie est concentrée vers l'élimination.

Il est souhaitable alors de se recouvrir de vêtements chauds même en période estivale – du moins le matin et le soir – pour conserver sa chaleur corporelle. Si nécessaire, pour réchauffer les extrémités des membres, mains et pieds, porter des gants et des chaussettes de laine, parfois un bonnet, s'il y a sensation de froid au sommet du crâne. Il est possible aussi de se mettre une bouillotte non brûlante dans le lit.

Par contre, il ne faut pas surchauffer excessivement la pièce dans laquelle on détoxine. Cet air surchauffé pénètre dans les alvéoles pulmonaires et provoque un ralentissement de l'élimination des toxines. Autant que faire se peut, il faut respirer de l'air frais – de 16 °C à 20 °C – tout en maintenant son corps au chaud par une protection vestimentaire efficace. Cette question de température de la chambre est importante. Car si l'on perçoit bien que la prise d'aliments – même en jus – ralentit la détoxination on ne se rend pas bien compte que l'air surchauffé agit finalement de même.

C'est pourquoi nous observons les meilleures éliminations pulmonaires au printemps et à l'automne. L'été, il faudrait se tenir sous les ombrages et non pas se placer excessivement sous le soleil, notamment durant la période la plus chaude. L'hiver, il faut éviter de surchauffer excessivement la pièce où se trouve la personne qui détoxine.

La prise des repas

Il préférable de ne pas s'alimenter, au cours de la réduction alimentaire de détoxination, en présence d'autres convives qui consomment une nourriture abondante. En effet, la vue des aliments éveille les sécrétions des glandes digestives; ce qui ouvre l'appétit et il est alors malaisé de supporter les régimes alimentaires réduits.

La personne qui effectue une détoxination doit donc s'alimenter à part, ou convivialement si elle se trouve dans une maison de cure.

Cependant, certaines personnes acceptent mieux l'entourage d'autres «mangeurs». En fait chacun doit s'adapter à ses propres réactions.

Au stade de la préhension des jus, nous recommandons de n'absorber sous forme de jus que la quantité d'aliments mangeables en entier. Ceci est une recommandation importante pour éviter des excès. Les jus doivent être absorbés lentement et non déglutis subitement.

Si le besoin de consommer de la nourriture est excessif, le candidat à la détoxination n'est pas encore psychologiquement prêt à adopter des régimes alimentaires réduits. Mieux vaut provisoirement accepter une alimentation plus importante jusqu'à la perte de ce besoin artificiel de nourriture.

Ce n'est pas en effet par jeu intellectuel que l'on descend vers la détoxination, mais bien plus, dans un ressenti harmonieux corps et esprit qui génère une sensation de satisfaction.

La consommation d'eau

Certains conseilleurs recommandent de boire plusieurs litres d'eau, pensant ainsi accélérer le nettoyage de l'organisme. D'autres à l'opposé refusent tout apport d'eau, ce qui est fort dangereux. Ces positions extrêmes opposées sont excessives.

Il est préférable de boire selon la soif et, si celle-ci régresse, de conserver néanmoins une quantité minimale de 75 centilitres par jour.

Il faut tenir compte de l'eau organique apportée par les jus de fruits et de légumes.

Dans le cas de personnes maigres, la privation d'eau entraîne une arrivée trop rapide au poids limite de sécurité. Ce qui nécessite d'interrompre la détoxination.

L'exposition au soleil

La personne en détoxination se fragilise momentanément. Il est vivement déconseillé de s'exposer au soleil lorsque son intensité est trop forte.

Par contre, à l'ombre d'un feuillage ou quand les rayons du soleil ne sont pas trop violents, les effets du plein air et du soleil constitueront des agents vitalisants de premier ordre.

Les déplacements

Il est préférable de ne pas effectuer de trop longs déplacements, ne pas courir excessivement, ou porter de trop lourdes charges. Tout ceci mobiliserait l'énergie vers la fonction relationnelle et la détoxination s'en trouverait amoindrie.

La promenade est recommandée. Elle favorise le calme psychologique autant que physique. Ce qui aide à la décontraction et au délassement.

La toilette

La toilette est nécessaire pour maintenir la peau propre. Cependant l'homme est un aérien plus qu'un aquatique. Il ne faut donc pas exagérer les nettoyages liquides de la peau. Tout est affaire de bon sens. Il est préférable d'utiliser une eau tiède et ne pas utiliser des produits caustiques agressifs pour la peau.

La détoxination a pour objectif d'effectuer un nettoyage cellulaire de l'organisme, elle représente en fait, le toilettage le plus efficace que l'on puisse s'offrir.

Conclusion

Voici donc ces commentaires pratiques qui vous aideront à mieux réaliser votre cure de détoxination.

La sortie de détoxination

Après un temps plus ou moins long passé dans le régime non cellulosique, se pose le problème de la sortie du processus de détoxination. Notons qu'une semaine dans ce dernier régime apporte déjà une bonne régénération. Mais, dans certaines situations où aucun symptôme important n'apparaît, cette durée peut être de douze jours. Au-delà il est préférable d'être sous la surveillance compétente d'un praticien hygiéniste.

Les conditions de la sortie

La sortie idéale de détoxination se réalise lorsque certaines conditions se perçoivent: les crises d'élimination cessent; concrètement, cela se manifeste par la fin de toute crise douloureuse, la langue devient propre, la respiration est aisée, le regard parait brillant, l'haleine redevient fraîche, les forces semblent revenir peu à peu alors que le régime alimentaire adopté est encore minime, enfin une véritable faim réapparaît, s'accompagnant d'un agréable état euphorique.

Par ailleurs, cette situation se traduit sur la courbe pondérale et celle des pulsations par une ligne plane proche de l'horizontale, indiquant une stabilisation de l'organisme.

Cette sortie idéale n'existe pas systématiquement. En effet, si l'intoxication est trop importante et si le temps imparti pour son nettoyage est trop court, il ne sera pas possible d'accéder à la fin réelle du processus. La sortie est dite alors prématurée.

La sortie peut être également prématurée pour une cause psychique. Des tensions nerveuses intenses se manifestent parfois ; il est préférable alors de se réalimenter progressivement. Ce n'est qu'en reprenant la pratique de cette détoxination par paliers que ces troubles cesseront définitivement.

Des limitations physiques peuvent également survenir. La perte de poids en est une. Nous avons indiqué précédemment un barème des poids de départ en processus de détoxination, établi en fonction de la taille des sujets. Lorsqu'une personne entreprend une cure par paliers pour se détoxiner, son poids régresse. Si elle est très toxémique, ce poids baisse rapidement vers un poids limite que nous appelons poids de sécurité. Ce poids représente une limite au-delà de laquelle la poursuite de l'élimination toxinique ne devrait être entreprise que sous le contrôle d'un conducteur compétent. L'apparition de ce poids détermine donc, parfois, une sortie prématurée du processus.

La douleur provenant des crises de régénération, apparaît également, dans de rares cas, comme un facteur limitant. Dans ces circonstances il est préférable de reprendre une alimentation plus complexe et le problème disparaîtra. Il sera probablement, ici aussi, nécessaire de refaire plusieurs cures de détoxination pour que ce phénomène douleur disparaisse définitivement.

La reprise alimentaire

La reprise alimentaire sera différente selon que la sortie de détoxination est normale ou prématurée. Nous envisageons, en premier lieu, le cas de la sortie normale.

Le principe de la reprise alimentaire est d'utiliser les paliers alimentaires en ordre inverse : ainsi la remontée se fera en adoptant le régime cellulosique jusqu'à obtention d'un palier en remontée de poids. Puis on passera au régime cellulosique plus protéine (R.c.P.) jusqu'à obtention d'un nouveau palier. On adopte alors le régime cellulosique plus protéine et glucides (R.c.G.P.) jusqu'au palier suivant. Alors on réintroduit les lipides au dernier régime pour passer au régime associé (R.a.). Et après obtention d'un dernier palier dans celui-ci on peut opter pour le régime complimenté, soit en permanence, soit partiellement, suivant le regain de poids et d'énergie.

Il est évident que si le poids et l'énergie s'acquièrent aisément en régime associé, il n'est pas souhaitable de s'alimenter davantage en régime complimenté. Ces choix seront le fait de convenances personnelles, l'essentiel étant de se bien sentir.

Voyons maintenant la reprise alimentaire en situation de sortie prématurée. Cette situation est la plus fréquente. Plusieurs solutions peuvent être envisagées :

Si la personne dispose d'un temps satisfaisant on peut pratiquer le régime d'élimination à poids constant. Ce régime consiste à s'alimenter en apportant un minimum de nourriture en régime cellulosique pour que le poids demeure constant. En somme on crée artificiellement un palier prolongé. Si nécessaire, lorsque le poids tombe dans ce régime, on rajoutera de la protéine, sous forme de caillé frais généralement, pour maintenir le poids.

L'avantage de cette manière de faire, lorsque la sortie prématurée est liée à l'obtention du poids de sécurité, est de favoriser le maximum d'élimination avec un minimum d'alimentation. Le seul écueil à éviter est celui de la baisse de poids. Il est possible ainsi de prolonger judicieusement, durant quelques jours, le travail de détoxination.

Lorsque la rupture du processus de détoxination est faite en situation de sortie prématurée, la reprise alimentaire, même à poids constant qui est la plus douce que l'on puisse adopter, engendre généralement des crises d'élimination qui sont parfois plus fortes qu'au cours du régime non cellulosique employé en cours de détoxination. Elles constituent les crises d'après détoxination. Ces crises peuvent être désagréables et entraînent parfois une perte de poids, de sorte qu'il est prudent de rompre sa cure bien au-dessus de la limite du poids de sécurité pour ne pas atteindre réellement cette dernière avant la reprise de poids.

Dans ce cas de rupture prématurée de la détoxination, les reprises de poids et de force sont plus lentes qu'en sortie normale de cure. Néanmoins l'alimentation sera maintenue jusqu'au retour à la situation normale.

Il va sans dire que les grands toxiniques auront tout intérêt à ne pratique que des processus courts, quitte à les répéter pour obtenir les effets d'amélioration souhaités. Enfin, il est aussi souhaitable d'être suivi par un praticien compétent, surtout lorsqu'il y a des troubles de santé caractérisés.

Quoi qu'il en soit, la méthode de détoxination cellulaire par paliers apporte beaucoup de soulagement et de satisfaction à ceux qui souhaitent recouvrer ou conforter leur état de santé.

Du même auteur...

OUVRAGES

Editions Jouvence

La détoxination par paliers, 1994
Renaître par le souffle, 1994
Equilibrez votre poids, 1994
Maigrir durablement, 1994

Editions Dangles

Les clefs de la nutrition, 1982
Caractères, forme et santé, 1987

Editions Nature et Vie

L'hygiène vitale, 1981
Les sources de l'alimentation humaine, 1983
Jeûne et santé, 1984
Compatibilités alimentaires, 1986
Les clefs de la revitalisation, 1985

CASSETTES

Editions Sonothèque Média

Mangez en compatibilités alimentaires, 1993

REVUE

Nature et Vie, revue trimestrielle d'information hygiéniste fondée en 1970.

Désiré MERIEN
Professeur de Biologie – psychohygiéniste
Directeur du Centre de Cure *Nature et Vie*
8, Impasse des Roitelets – 56270 PLOEMEUR
Bretagne Sud – FRANCE

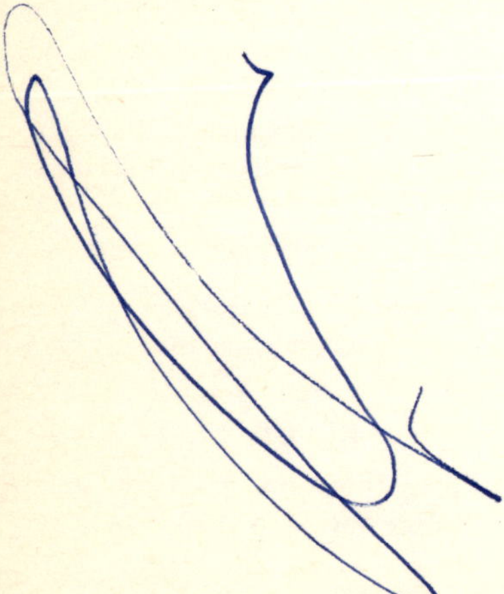

DUMAS-TITOULET Imprimeurs
42100 SAINT-ÉTIENNE
Dépôt légal : mars 2001
N° d'imprimeur : 36354A

Imprimé en France